DE LA

DESTRUCTION DES POILS

PAR L'ÉLECTROLYSE

PAR

LE DOCTEUR PH. MARÉCHAL

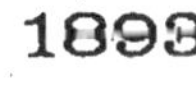

PARIS

EM. LE FRANÇOIS, ÉDITEUR

9 et 10, rue Casimir Delavigne

—

1893

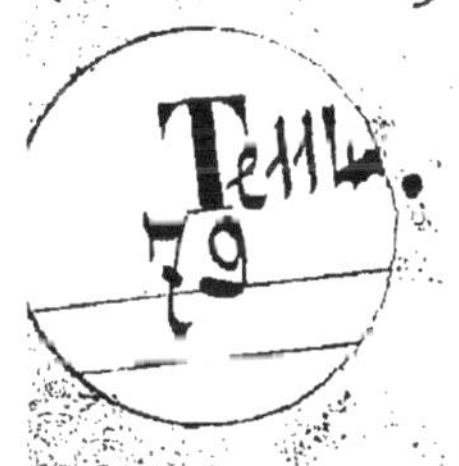

DE LA

DESTRUCTION DES POILS

PAR L'ÉLECTROLYSE

PAR

LE DOCTEUR PH. MARÉCHAL

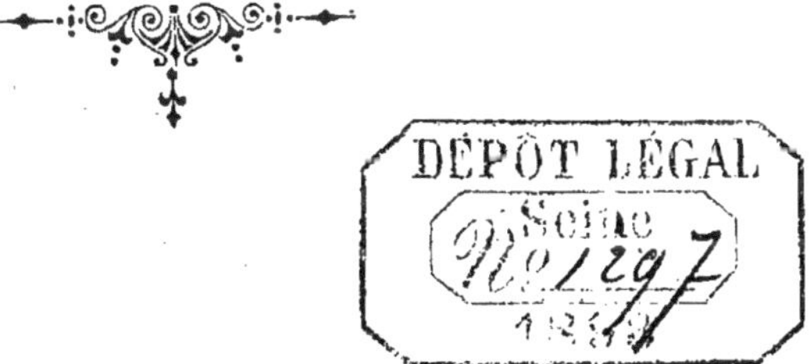

PARIS

EM. LE FRANÇOIS, ÉDITEUR

9 et 10, rue Casimir Delavigne

—

1893

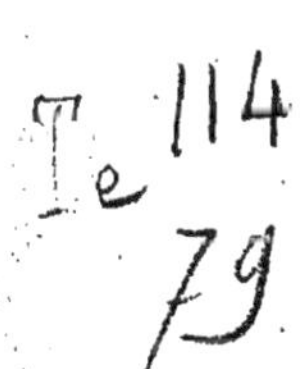

DE LA DESTRUCTION DES POILS

PAR L'ÉLECTROLYSE

PAR LE

DOCTEUR PH. MARÉCHAL

Il est un fait universellement admis, c'est que la présence et le développement exagéré de poils sur le visage de la femme constitue une véritable infirmité pour celle qui en est atteinte.

Alors même que la production pileuse se borne à de simples duvets, la femme regarde ces hôtes disgracieux comme une atteinte à sa beauté, et cherche, par tous les moyens possibles, à se débarrasser de cet attribut de virilité qui, sur un visage féminin, revêt un caractère tout au moins choquant.

On conçoit donc que de tout temps l'épilation a été pratiquée sous les formes les plus diverses, et nous pouvons dire qu'elle remonte à la plus haute antiquité.

Chez les anciens, chez les Grecs et les Romains de la décadence, les hommes eux-mêmes avaient l'habitude de s'épiler; on avait recours alors à l'épilation directe, c'est-à-dire à l'arrachement des poils, soit avec de la poix, soit avec de petites pinces spéciales. Il y avait même des boutiques où l'on entrait, comme de nos jours chez les coiffeurs, pour se faire épiler.

Martial dit que, de son temps, « les femmes de l'aristocratie allongeaient leurs sourcils et teignaient leurs cils avec une aiguille noircie à la fumée. Elles prenaient, dit-il, des bains de lait d'ânesse, elles se mettaient des mouches sur la figure et avaient des emplâtres pour effacer les rides. Elles se faisaient épiler par des *sagœ* (sorte de sages-femmes). »

Cette coutume de l'épilation avait même pris des proportions fort abusives, s'il faut en croire Sénèque, qui blâme un de ses amis « qui n'épile même pas ses aisselles. »

Si le sexe laid a renoncé à la pratique de l'épilation, il n'en est pas de même de l'autre, qui considère, à juste titre, qu'un développement anormal de poils sur le visage est incompatible avec la beauté féminine.

Il faut savoir que le corps de la femme, comme celui de l'homme, est partout, à l'état normal, recouvert de poils, sauf à la plante des pieds et à la paume des mains ; un calcul approximatif permet d'en porter le nombre à environ trois millions pour le corps. La peau la plus blanche, la plus polie, la plus lisse en apparence, en est outrageusement ombragée et hérissée ; de même l'homme barbu n'a pas un poil de plus que l'enfant qui vient de naître : seulement ces poils sont plus gros, plus longs, plus chargés de pigment, voilà tout.

Le développement exagéré des poils peut être soit généralisé à tout le corps, soit localisé à une région. Les *hommes-chiens*, dont on a fait à Paris une curieuse exhibition, ne doivent leur nom qu'à l'exagération considérable des poils du menton et du visage. Le poil peut par lui-même atteindre une longueur invraisemblable ; il est un très grand nombre d'hommes dont la barbe tombe jusqu'à terre. Le système pileux peut même se développer dans des régions qui en sont généralement privées, dans l'intérieur de l'abdomen, dans la bouche, etc. Ce sont là des cas pathologiques assez rares.

Les cas pour lesquels le médecin est généralement consulté et appelé à intervenir peuvent se réduire à trois catégories principales :

La présence des poils sur des signes, des nævi (vulgairement grains de beauté) ;

L'apparition des poils sur le visage vers la trentième année et surtout à l'approche de l'âge critique ;

La présence de poils sur des régions du corps qui en sont ordinairement privées et en particulier sur la région présternale (région antérieure de la poitrine).

La seconde catégorie est assurément la plus fréquente : une femme — surtout si elle est brune — voit sa lèvre supérieure ou son menton s'estomper d'un léger duvet ; ces poils, microscopiques au début, l'ennuient, l'incommodent, elle se persuade que tous les yeux sont fixés sur cette ombre insignifiante, et elle se décide un jour à les arracher, à les brûler ou à les dissoudre dans une mixture épilatoire quelconque.

Le résultat ne se fait pas attendre ; les duvets, après une éclipse de quelques jours, reparaissent, avec cette seule différence qu'ils sont un peu plus longs et un peu plus durs ; second, puis troisième arrachement ; seconde, puis troisième repousse de poils toujours plus durs, toujours plus longs, toujours plus épais.

Dès lors l'impulsion est donnée, la victime est prise dans l'engrenage ; elle aura beau couper, brûler, arracher, les petits tyrans reparaîtront toujours, avec une tenacité dont seule pourra avoir raison la destruction, la désorganisation du bulbe pileux, au moyen des procédés spéciaux que nous étudierons par la suite.

*
* *

La répugnance éprouvée par la femme pour les poils ou les duvets dont elle peut être affectée, et le désir ardent de s'en débarrasser ont fait naître d'innombrables procédés dépilatoires, et l'on reste vraiment surpris quand on parcourt les traités spéciaux de pharmacie et de parfumerie, devant la liste interminable des pâtes, poudres, solutions, mixtures ou opiats, destinés à détruire les poils.

Disons d'abord que le procédé d'épilation le plus simple et le plus fréquemment employé est l'épilation par la pince ; c'est généralement à ce procédé que la jeune fille ou la femme a recours lorque l'idée lui vient, pour la première fois, de se débarrasser de ces vilains hôtes.

L'épilation par la pince est un simple palliatif ; le poil arraché repousse toujours ; il repousse même plus gros et plus fort, l'arrachement n'ayant d'autre résultat que d'exciter, de congestionner le bulbe pileux, et d'activer ainsi la sécrétion d'un poil plus vigoureux.

Parmi les substances dites épilatoires, les unes sont inertes, c'est-à-dire qu'elles n'attaquent même pas, ou à peine, le tissu corné du poil qui demeure intact ; les autres sont plus ou moins actives, c'est-à-dire qu'elles dissolvent, qu'elles désorganisent la partie apparente du poil, mais, bien entendu, sans agir en aucune façon sur la partie profonde, la partie sous-cutanée, c'est-à-dire qui est dans la peau, qui plonge dans le bulbe pileux, cette petite glande qui engendre, qui fabrique le poil.

Aussi qu'arrive-t-il ? C'est que, après une disparition de quatre à cinq jours — une semaine au maximum — le poil reparaît et reparaîtra toujours, l'application des substances épilatoires fût-elle renouvelée durant toute une existence.

Parmi les préparations épilatoires, les plus employées sont la chaux et l'arsenic ; ce sont ces deux substances qui forment la base de la plupart des poudres et mixtures épilatoires vendues dans le commerce sous les noms les plus variés, sous les désignations les plus excentriques.

Le *rusma* est une des préparations les plus connues ; c'est à tort qu'on en a attribué la recette aux Turcs. Hippocrate en connaissait la formule et la conseille. Le rusma est une préparation dangereuse : c'est un mélange de sulfure d'arsenic (orpiment) et de chaux vive.

En voici la formule exacte :

Chaux vive.......... 40 grammes.
Orpiment.......... 5 —

Pulvérisez, et délayez dans:
   Blancs d'œufs, quantité suffisante.

On obtient ainsi une sorte de crème qu'on applique sur les régions à épiler à l'aide d'une spatule de bois ou d'un couteau à papier; on laisse cette préparation sur la région velue durant quatre ou cinq minutes, puis on l'enlève avec la spatule. Les poils détachés de la peau sont englobés dans la pâte et la peau reste nette; on lave ensuite à grande eau.

L'épilatoire de Plenck est une préparation analogue au rusma, comme on peut le voir par sa formule :

   Chaux vive en poudre.. 48 grammes.
   Orpiment..............   4   —
      (Mêlez).

Lorsque ces poudres à base de chaux et d'arsenic sont fraîchement préparées, elles sont très énergiques, et c'est même là ce qui constitue le danger qu'il y a à les employer; en brûlant le poil on peut brûler la peau, et il n'est pas rare de voir des brûlures plus ou moins étendues, plus ou moins profondes succéder à l'application de telles poudres.

Aussi est-il prudent de toujours les additionner d'une certaine quantité de poudre d'amidon pour tempérer leur action, surtout lorsqu'on se propose de dissoudre des poils fins ou des duvets.

Mais jamais on ne doit faire emploi, pour le visage, de préparations à base de chaux ou d'arsenic, même additionnées de poudre d'amidon: c'est s'exposer à de réels accidents.

Même sur les autres régions du corps, on devra, je ne saurais trop le répéter, agir dans toute application de ce genre avec la plus grande circonspection; on n'appliquera la préparation que sur une petite étendue à la fois; on surveillera attentivement l'œuvre de l'épilatoire, en tirant de temps en temps sur un poil; dès qu'il se détachera avec facilité, on enlèvera la pâte, comme il a été dit plus haut, et on lavera abondamment. D'ailleurs on sera prévenu par une légère sensation de picotement et de chaleur dès que l'effet commencera à se produire, et l'on agira en conséquence.

Je me hâte d'ajouter que les accidents dus aux poudres de chaux et d'arsenic sont relativement rares, lorsqu'on fait usage de telles poudres achetées dans le commerce; en effet, à moins qu'elle ne soient de préparation toute récente, ou qu'elles n'aient été conservées avec le plus grand soin dans des flacons hermétiquement bouchés à l'émeri et déposés dans des endroits très secs, les poudres à base d'arsenic et surtout de chaux se détériorent très rapidement et perdent toute action, même sur les plus fins duvets.

Il existe un rusma liquide encore plus énergique que celui dont j'ai parlé plus haut; en voici la formule :

Chaux vive . . . . . . 64 grammes.
Sulfure d'arsenic. . . 16   —

On fait bouillir ce mélange dans 500 grammes de lessive des savonniers ; on retire du feu lorsque, en y plongeant une plume d'oiseau, les barbes s'en détachent ; on laisse refroidir, on filtre et on met en flacon hermétiquement bouché.

Cette préparation est peut-être plus dangereuse encore que le rusma solide, et on ne doit jamais l'appliquer au visage ; pour les bras et les jambes, on étend le liquide à l'aide d'une petite éponge sur les régions à épiler, et après quelques minutes d'application (pendant lesquelles on surveille attentivement l'action du liquide) on lave à grande eau.

Il existe quelques épilatoires dépourvus d'arsenic ; ainsi la pâte de Boettger, assez connue, et dont voici la formule :

Sulfhydrate de chaux . . . 20 grammes
Glycérolé d'amidon 10   —
Amidon pulvérisé 10   —
Essence de citron . . . . . . 10 gouttes

On applique cette pâte sur la région à épiler ; on lave ensuite à l'eau tiède après une durée qui varie de quinze à vingt minutes.

La poudre de Boudet est également exempte d'arsenic ; son application n'en est pas moins fort délicate, et, si son action se prolonge, elle peut déterminer des brûlures, comme les épilatoires arsenicaux. En voici la formule :

Sulfure de sodium cristallisé. . . . 3 grammes.
Chaux vive en poudre. 10   —
Amidon. 10   —

On délaye dans un peu d'eau et on laisse la pâte appliquée durant le temps strictement suffisant, et en surveillant son action, comme pour le rusma, en tirant de temps en temps sur un poil et en enlevant la pâte, dès que ce poil se détache avec facilité.

L'addition d'un peu de pâte d'amandes douces rend le mélange moins corrosif ; mais la poudre de Boudet, pas plus que les autres épilatoires que nous avons énumérés, ne doit en aucun cas être appliquée sur le visage.

Tous ces épilatoires possèdent une action réelle sur les poils qu'ils dissolvent plus ou moins promptement, selon leur composition et surtout selon qu'ils sont de préparation plus ou moins récente ; quand l'application a été bien faite, avec une de ces poudres bien formulée et bien préparée, la peau reste, après l'enlèvement de la pâte, d'une blancheur, d'une netteté absolue, parfois même très douce au toucher.

Mais ce n'est là qu'une éphémère satisfaction, car, si les poils ont été dissous dans leur partie apparente, la partie profonde, sous-cutanée, n'en subsiste pas moins, le bulbe pileux est resté intact, et après une durée variable de deux à huit ou dix jours, *les poils reparaissent, plus vigoureux et plus tenaces.*

Avant de clore la liste des poudres épilatoires, il convient d'accorder une mention aux mélanges à base de sulfure de baryum, peut-être un peu moins dangereux que ceux à base de chaux ou d'arsenic, dont nous avons donné les formules dans nos précédents articles.

On pourrait employer le baryum sous forme de poudre et le formuler ainsi :

> Sulfure de baryum......　7 grammes.
> Poudre d'oxyde de zinc..　10　—
> Poudre d'amidon.......　10　—

On ajoute de l'eau à la poudre jusqu'à consistance pâteuse et on l'étale avec une spatule ou un couteau à papier sur les régions velues.

On peut aussi l'employer sous forme de pommade, celle-ci par exemple :

> Chlorure de bismuth......　5 grammes.
> Sulfate de baryte........　5　—
> Axonge..............　15　—

Ces préparations ne seront employées qu'avec la plus grande circonspection : jamais on ne les appliquera sur le visage et jamais on ne devra agir que sur de petites régions à la fois, en ayant soin d'enlever la pâte aux premiers symptômes de picotement ou de cuisson. Le baryum, en effet, comme la chaux et l'arsenic, est un caustique et peut déterminer des brûlures.

On a préconisé enfin, comme possédant des propriétés épilatoires plus ou moins énergiques — et plus ou moins prouvées — le suc de persil, le suc d'acacia, les feuilles de l'*hernandia sonora,* et jusqu'aux œufs de fourmi ! Arrêtons-nous là.....

*
* *

A côté de ces subtances épilatoires diverses, qui forment la base de ce qu'on pourrait appeler l'épilation chimique, il convient de parler des épilatoires mécaniques.

L'épilation par la pince est le plus simple des moyens de ce genre ; c'est peut-être aussi le plus inoffensif de tous les épilatoires. Il a cependant un inconvénient considérable : les poils arrachés repoussent toujours, bien entendu ; mais ils repoussent plus forts qu'avant l'arrachement. Cela se conçoit aisément si l'on considère que l'arrachement d'un poil s'accompagne nécessairement d'une congestion plus ou moins vive, d'un afflux de sang qui vient apporter au follicule un surcroît de nutrition et active la sécrétion du poil.

Il faut bien se rendre compte en effet de la constitution anatomique du poil, si l'on veut comprendre cette action des épilatoires mécaniques, si l'on veut surtout saisir l'action de l'électrolyse, action qui fait de l'électrolyse le seul procédé possible d'épilation radicale et que nous allons étudier.

Le poil se compose de deux parties distinctes : une partie extérieure et visible plus ou moins longue, diversement colorée, etc. : c'est la tige ; une partie invisible, située dans l'épaisseur de la peau : c'est la racine.

La tige, substance cornée, avec son écorce et sa moelle, est secondaire dans l'anatomie du poil ; la racine, au contraire, nous intéresse particulièrement.

La racine plonge pour ainsi dire dans une petite cavité, une sorte de crypte minuscule creusée dans le derme. Cette cavité, qui forme comme une gaine autour de la racine du poil, c'est le *follicule pileux* ; l'extrémité inférieure, la racine, c'est le *bulbe pileux*. Il ne faut donc pas confondre le bulbe, qui n'est qu'une région du poil, avec le follicule pileux, qui est une cavité creusée dans l'épaisseur de la peau. Quand on arrache un poil avec une pince à épiler, il n'est pas rare de voir la racine enveloppée d'une petite substance opaline, molle et comme cylindrique : c'est là le bulbe du poil, c'est-à-dire l'extrémité de la racine ; quant au follicule pileux, l'arrachement du poil ne l'a nullement modifié, la crypte qui contenait le poil n'en reste pas moins creusée dans le derme ; cette crypte est vide, voilà tout. C'est un minuscule flacon dont on a retiré la plante qui naguère y baignait encore et y puisait les sucs nécessaires à son existence ; la plante n'est plus, mais le flacon reste.

Arracher un poil n'est donc pas détruire un poil, pas plus d'ailleurs que le dissoudre dans une des substances épilatoires dont nous avons parlé. Mais du moins, quand on fait usage d'un épilatoire chimique, on n'agit que sur la partie extérieure du poil, sur la tige ; quand on arrache un poil, on agit au contraire sur tout l'organe, tige, racine et follicule.

Or les parois du follicule sont tapissées par un lacis de fins vaisseaux qui apportent à l'organe de quoi fabriquer le poil ; sous l'influence de l'excitation mécanique déterminée par l'arrachement du poil, le sang apporté au follicule circule plus vite et plus abondant, et le poil enlevé ne tarde pas à repousser, non pas semblable à ce qu'il était, mais plus tenace et plus fort.

Il serait donc peut-être préférable, au point de vue du

résultat final, de couper ou de brûler un poil que de l'arracher, et d'employer les épilatoires chimiques plutôt que les épilatoires mécaniques. Si les premiers sont plus dangereux par les brûlures et les plaies qu'ils peuvent causer, l'effet des seconds est autrement déplorable, puisque, bien loin d'atténuer le mal, ils l'aggravent à chaque application nouvelle.

Tous les épilatoires mécaniques, à part la pince, sont à base de diverses résines et particulièrement de poix jaune ou poix de Bourgogne, qui sert également à la préparation des emplâtres agglutinatifs et du diachylon.

Voici une des formules les plus employées :

    Poix de Bourgogne.......... 500 grammes.
    Vert de vessie............... 15 —

On fait fondre la poix dans un vase spécial et on obtient, par une manipulation appropriée, une espèce de cire dont on fait des bâtons, des rouleaux de calibre et de dimensions divers. Le vert de vessie est une teinture végétale qui ne sert ici qu'à colorer en vert cette substance, assez improprement appelée *Pâte épilatoire* ; on pourrait aussi bien lui donner toute autre coloration.

Quand on veut faire usage de cette cire, on en présente l'extrémité à la flamme d'une bougie ou d'une lampe à alcool ; la cire fond presque immédiatement, car le degré de fusion d'une telle substance est peu élevé ; on l'applique alors sur la région à épiler. Les poils s'agglutinent dans la cire fondue et, lorsque cette dernière se refroidit, ils s'y attachent très solidement. On arrache alors le bâton de cire et, avec lui, les poils qui y sont emprisonnés.

Comme on le voit, le procédé est simple, et même primitif ; ce n'est que la répétition d'un procédé assez barbare qu'on employait autrefois dans le traitement de la teigne : on appliquait sur la tête du malade une calotte de poix qu'on arrachait brusquement : on enlevait ainsi tous les cheveux d'un seul coup, opération expéditive, mais qui, selon moi, devait être quelque peu sensible...

Tout comme les préparations à base d'arsenic et de chaux qui peuvent déterminer des plaies plus ou moins sérieures et parfois suivies de cicatrices, les cires ou pâtes épilatoires ne sont pas exemptes de dangers.

Il arrive fréquemment en effet que la cire, trop chauffée, détermine, au moment de l'application sur la peau, des brûlures plus ou moins vives. Enfin l'on conçoit aisément que l'arrachement en masse d'un grand nombre de poils agglomérés dans la cire fondue et refroidie ne va pas sans quelque douleur. Assez souvent même telle femme, après avoir appliqué la cire molle sur la peau, n'a plus le courage de l'arracher et s'en va trouver des tiers, le bâton suspendu au visage, pour procéder à l'avulsion de la cire et des poils.

A vrai dire, ce sont plutôt là des inconvénients ; mais où le danger commence et devient réel, c'est avec les lymphangites (inflammation des vaisseaux lymphatiques) qui peuvent résulter de l'arrachement violent et brusque d'une grande quantité de poils.

On cite l'observation d'une jeune fille qui, après avoir appliqué un rouleau de pâte épilatoire sous son aisselle, l'arracha si violemment qu'il en résulta une grande inflammation de la région ; cette inflammation se communiqua au sein correspondant par les vaisseaux lymphatiques; celui-ci devint dur, engorgé, douloureux, et ce ne fut que grâce à des soins longs et persévérants qu'on évita un abcès.

Il est à peine besoin de dire que l'efficacité des cires épilatoires est nulle ; ces bâtons résineux n'empêchent pas plus les poils de repousser que toutes les autres préparations épilatoires à base de chaux, d'arsenic ou de baryum que nous avons déjà passées en revue. Bien au contraire, non seulement les poils repoussent, mais ils entraînent avec eux les petits poils voisins, les duvets jusqu'alors peu visibles, qui grossissent et prennent rapidement une extension considérable.

En résumé, on le voit, il n'existe *aucune substance chimique ni aucun procédé mécanique* capable de détruire radicalement les poils ; les préparations dépilatoires peuvent bien les faire tomber momentanément, mais *ils repoussent toujours*, repoussent fatalement, et dans un délai de huit à dix jours après l'épilation, travail plus ou moins pénible, plus ou moins douloureux, souvent dangereux, et que l'on doit sans cesse recommencer. C'est qu'en effet le poil seul a été visé, le poil seul a été arraché et détruit, et le follicule pileux, organe qui sécrète et fabrique le poil, est resté intact.

* *

C'est à l'électricité, ou plutôt à l'application électrolytique de l'électricité que nous devons la solution du problème vainement cherché jusqu'à ces derniers temps : la destruction radicale des poils.

Cette nouvelle application de l'électrolyse a donné lieu au sein des sociétés savantes et dans la presse scientifique à des controverses qu'il serait oiseux de rappeler ici : nous dirons seulement et simplement que l'épilation électrolytique, lorsqu'elle est bien pratiquée, constitue une opération idéale. Depuis quatre années que nous étudions et mettons en pratique cette opération et sur plus de deux cents cas qu'il nous a été donné d'opérer, nous n'avons pas eu à observer ni un échec ni le moindre accident.

D'ailleurs aujourd'hui l'électrolyse est passée du domaine de la dermatologie dans l'oculistique; j'ai employé à diverses reprises l'électrolyse pour détruire les cils dans les cas de trichiasis.

Le trichiasis est une maladie des paupières dans laquelle les cils renversés, recourbés vers le globe oculaire, par suite d'une mauvaise disposition du follicule pileux, frottent la cornée, irritent les conjonctives et donnent lieu à des accidents qui cessent facilement après la destruction des cils.

Nous avons eu l'occasion, il y a deux ans, de faire cette opération chez un enfant de dix ans qui nous avait été adressé par un confrère ; l'existence de cet enfant avait été jusqu'alors un supplice et sa vue était gravement menacée. Nous détruisîmes par l'électrolyse de nombreux cils malades : ce petit malade a pu être suivi ; pas un cil n'a repoussé et naturellement les yeux sont aujourd'hui en parfait état.

Puisque nous parlons de l'application de l'électrolyse au traitement des affections oculaires, disons que nous avons été un des premiers à l'employer dans le traitement de la tumeur et de la fistule lacrymale, où elle remplace supérieurement les sondes et les caustiques, tout en abrégeant considérablement la durée du traitement et avec cet avantage de ne pas effrayer les malades, de ne pas être douloureuse et de ne laisser aucune trace consécutive.

Ajoutons enfin que l'électrolyse, sous la forme bi-polaire, a été appliquée au traitement des taches de la cornée, et c'est grâce à ce merveilleux mode de traitement qu'on a pu rendre la vue à tant de malheureux malades qu'on considérait à juste titre comme définitivement privés de l'usage de leurs yeux.

L'épilation électrique est basée sur ce fait que le pôle négatif d'une pile à courant continu désagrège, décompose, *détruit* les tissus qui sont traversés par le courant : ce phénomène de décomposition électrique porte le nom d'*électrolyse*, d'où le nom d'épilation électrolytique qu'on donne à ce procédé de destruction des poils.

Cette propriété que possède le pôle négatif de la pile de désorganiser les tissus a reçu d'ailleurs de nombreuses applications : on détruit par l'électrolyse des tumeurs, des polypes, des loupes ; le goître a trouvé dans l'électrolyse un bon mode de traitement. On l'emploie dans la cure des anévrismes, des nævi, des varices. Enfin, appliquée à la destruction des amygdales, elle supprime les dangers d'hémorragie grave qui ne suivait que trop souvent cette opération faite par le bistouri ; de sorte que grâce à l'électrolyse, la destruction des amygdales est devenue parfaitement bénigne.

Pour ma part, j'ai traité par l'électrolyse plusieurs tumeurs bénignes et mes applications ont toujours été suivies d'un plein succès : parmi ces observations je relève un papillome du nez, du volume d'une noisette, désagrégé en deux séances, guéri en quinze jours; un angiome de la face chez un enfant de six mois; quatre lipomes de la tête dont l'un du volume d'un œuf de poule.

On conçoit aisément que s'il est possible de détruire une tumeur avec l'électrolyse, il doit être encore plus facile de détruire une glande minuscule; toute la question se résume donc en ceci : localiser l'action du courant, ou, pour mieux dire, du pôle négatif sur le follicule pileux, et rien que sur le follicule pileux, de manière que le follicule seul subisse cette action destructive de l'électrolyse.

On obtient ce résultat en se servant d'aiguilles d'une extrême finesse, en or ou en platine, assez minces et souples, et cependant assez résistantes pour ne pas subir elles-mêmes l'action du courant et ne pas s'oxyder au contact des tissus électrolysés.

J'ai fait fabriquer des aiguilles en acier étiré que j'emploie de préférence depuis quelque temps; ces aiguilles mesurent à la pointe un vingtième de millimètre; je les préfère aux aiguilles en platine évidé qui s'en rapprochent par la finesse, mais n'ont pas la même résistance.

Le dispositif général de l'épilation électrolytique consiste donc en ceci :

Le sujet est mis en rapport avec le pôle positif d'un appareil à courants continus : soit en lui faisant tenir un tampon, une éponge ou une plaque représentant ce pôle ; l'autre pôle, le pôle négatif, représenté par l'aiguille, est mis en contact avec le follicule pileux. À ce moment, le sujet se trouve en communication avec les deux pôles de la pile; le courant passe et l'effet immédiat du passage du courant, c'est l'électrolyse qui s'effectue au pôle négatif; or, comme le pôle négatif est précisément au niveau du follicule pileux, le follicule se désagrège, se décompose, et le poil qui n'est plus retenu sort tout seul de sa crypte, sans la moindre traction et sans que jamais plus il puisse repousser, puisque son follicule est détruit et n'existe plus.

Quand on parle d'épilation électrolytique, on pourrait supposer qu'il s'agit d'une opération très grave et très douloureuse; c'est même sur ces points que portent généralement les questions et les objections des personnes qui ont recours à ce mode d'épilation.

Je me hâte de dire que l'épilation électrolytique est une opération des plus bénignes, à la condition toutefois qu'elle soit faite avec de bons instruments et qu'elle soit pratiquée avec soin.

Quand l'épilation électrolytique est confiée à une main et à un œil exercés, le patient ne s'aperçoit même pas de la marche de l'opération et douterait même du succès si l'évidence des faits ne lui en fournissait une preuve irrécusable.

Est-ce à dire que le patient ne ressent absolument rien ? Non, assurément, et surtout durant les premières minutes de l'application, le sujet étant souvent un peu impressionné par la crainte de l'inconnu. Il existe une très légère sensation de piqûre, qui varie d'intensité selon les régions avec chaque sujet, et d'un sujet à un autre selon le degré d'émotivité propre à chacun.

D'ailleurs je n'emploie jamais plus de six à huit milliampères (au maximum), intensité qui m'est fournie par huit ou dix éléments d'une pile ou bisulfate de mercure. Donc la sensation douloureuse n'existe pas ; dans tous les cas elle est négligeable, si négligeable que le premier moment d'appréhension passé, le sujet n'a même plus conscience de l'opération.

Les courants que nous employons sont en effet, ne l'oublions pas, des courants galvaniques, des courants continus, et il n'y a rien à redouter de ces décharges, de ces secousses produites par les appareils à courants induits ; je crois devoir insister sur ce fait, et souligner cette différence qui existe entre les deux sortes de courants, confondus fréquemment par les personnes peu au courant des choses de l'électricité.

Il arrive que quelques poils soumis à l'électrolyse repoussent : cela se produit si le courant n'a pas passé assez longtemps ; dans ce cas, le follicule du poil a été incomplètement détruit. Mais l'on ne constate guère de récidives que lorsque le sujet, peu expérimenté, pratique lui-même et sur lui-même l'épilation électrolytique ; dans ce cas le sujet en est quitte pour reprendre les poils récidivistes quand ils repoussent.

Pour ma part, j'ai pu établir, d'après deux cents cas environ que j'ai opérés dans ces quatre dernières années, que la moyenne des récidives n'est pas de 2 pour 100, et j'ajoute que je n'ai observé ces récidives que dans certaines régions où l'application est un peu plus difficile, le cou, par exemple.

Je relève d'ailleurs les deux observations suivantes parmi les plus graves qu'il m'ait été donné d'opérer.

Mme X... — Visage entièrement couvert de poils (lèvres, menton, joues, cou), la malade s'épile depuis douze ans ; son infirmité l'oblige à vivre retirée du monde. Traitement de mai à juin 1888. Destruction de trois mille poils environ. La malade revient nous trouver en octobre ; quelques poils ont reparu au cou : deux séances suffisent pour détruire ces poils repoussés.

Mme X... et ses deux filles. — Toutes les trois affectées de poils sur le visage à des degrés divers ; la mère (lèvres, menton) se rase depuis dix ans tous les matins ; la fille aînée, mariée, la plus atteinte (tout le visage et le cou), se rase également depuis plusieurs années. La sœur cadette, dix-huit ans, longs duvets au lèvres, aux joues, au cou. — Electrolyse de cinq mille poils environ. — Récidive : moins de 1 pour 100 (presque tous les poils récidivistes étaient au cou).

Ce que j'ai voulu, en citant ces deux observations, c'est montrer d'abord que l'électrolyse peut s'appliquer aux cas les plus graves, ceux qui constituent de véritables infirmités ; c'est, en second lieu, établir que les récidives sont nulles ou tout au moins insignifiantes, quand l'épilation est confiée à un opérateur exercé.

Dans tous les cas, on comprend aisément que les repousses, quand il y en a, sont imputables, non à l'opération, mais à l'opérateur seul.

Les cas analogues à ceux que j'ai cités sont heureusement très rares ; la plupart du temps nous sommes consulté pour quelques poils aux lèvres, au menton, ou pour une région limitée plus ou moins affectée ; dans ces cas, l'opération est rapidement menée, et il est extrêmement rare d'observer alors des récidives.

En résumé, quand l'électrolyse est bien faite, avec de bons appareils, on peut dire qu'elle constitue le mode par excellence d'épilation, le seul auquel on doive recourir, puisqu'il joint à une complète innocuité le suprême avantage — qu'il est seul à posséder — de détruire les poils sans retour.

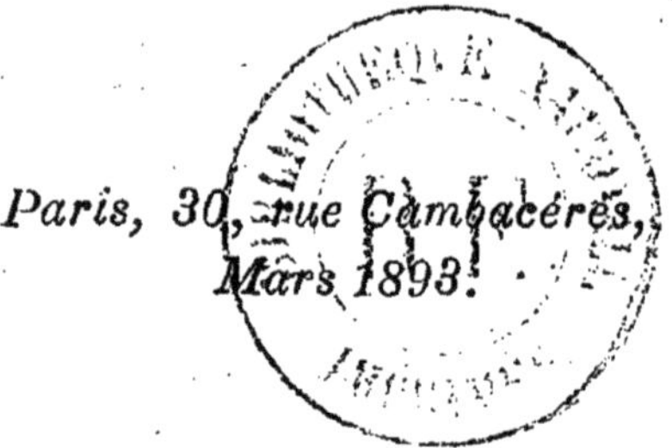

Paris, 30, rue Cambacérès,
Mars 1893.

Paris-Auteuil. — Imp. des Apprentis-Orphelins. — L. Roussel, 40, r. La Fontaine

MALADIES DE L'ESTOMAC

Les affections de l'estomac comptent parmi les plus nombreuses maladies de notre époque ; elles constituent un des sujets les plus vastes de la thérapeutique. Les excès de tous genres, les privations, l'usage des boissons artificielles ou falsifiées, une mastication incomplète, défectueuse, les repas mal réglés, etc., les font naître et se développer chaque jour de plus en plus.

Cet exposé rapide explique pourquoi la thérapeutique ne se lasse pas de demander à la pharmacie des ressources nouvelles contre les maladies de l'estomac. Aussi, le Corps Médical a-t-il salué avec empressement un médicament préparé par M. Winckler de Montreuil-sous-Bois et portant le nom d'*Antigastralgique* Winckler.

Il serait trop long d'exposer les propriétés des subtances qui sont la base de cet élixir (1). Nous nous bornerons à le recommander à tous ceux qui souffrent de l'estomac, à tous ceux qui ont de la gastralgie, de la gastrite, de la dyspepsie, aux femmes nerveuses et anémiques si sujettes aux troubles gastriques. Avec ce médicament, les douleurs, les crampes d'estomac disparaissent, les vomissements après le repas, chez les femmes enceintes, chez les personnes atteintes de bronchites chroniques, cessent et les digestions redeviennent bonnes.

Expérimenté dans les hôpitaux de Paris, préconisé par d'éminents praticiens, l'Antigastralgique Winckler a toujours donné des resultats remarquables qui lui font une place marquée dans la médication des maladies de l'estomac.

L'*Antigastralgique* Winckler se prend à la dose de une ou deux cuillerées à bouche généralement, 1/4 d'heure avant les repas ou au début des crises.   Dr L.

DÉPOTS :

Pharmacie TERCINET, 53, boulevard St-Martin.
— TIEURSIN, 12, rue de Strasbourg.
Et Pharmacies.

Prix : **3** fr. **50**. Winckler, pharmacien, Montreuil (Seine).

Expédition contre mandat franco par 3 flacons.

---

(1) Vingt grammes renferment un centigramme de Cocaïne, un centigramme de Narcéine et dix centigrammes de Pepsine extractive. Véhicule faiblement alcoolisé.

www.ingramcontent.com/pod-product-compliance
Ingram Content Group UK Ltd.
Pitfield, Milton Keynes, MK11 3LW, UK
UKHW021356100726
13657UKWH00006B/2394